BEI GRIN MACHT SICH IHR WISSEN BEZAHLT

- Wir veröffentlichen Ihre Hausarbeit, Bachelor- und Masterarbeit

- Ihr eigenes eBook und Buch - weltweit in allen wichtigen Shops

- Verdienen Sie an jedem Verkauf

Jetzt bei www.GRIN.com hochladen und kostenlos publizieren

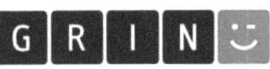

Anforderungen an die verbale und nonverbale Kommunikation in der Telemedizin

Sandra Warnken

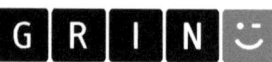

Bibliografische Information der Deutschen Nationalbibliothek:

Die Deutsche Nationalbibliothek verzeichnet diese Publikation in der Deutschen Nationalbibliografie; detaillierte bibliografische Daten sind im Internet über http://dnb.d-nb.de abrufbar.

ISBN: 9783389029527
Dieses Buch ist auch als E-Book erhältlich.

Hausarbeit

Titel der Arbeit:

Anforderungen an die verbale und nonverbale Kommunikation in der Telemedizin

Aufgabennummer:

Alternative B

SRH Fernhochschule – The Mobile University

Modul:

Beratung und Gesundheitskommunikation

Studiengang:

Prävention und Gesundheitspsychologie (M.Sc.)

Inhaltsverzeichnis

Abkürzungsverzeichnis

BMG	Bundesministerium für Gesundheit
DGK	Digitale Gesundheitskompetenz
DHLI	Digital Health Literacy Instrument
DiGA	Digitale Gesundheitsanwendungen
DSGVO	Datenschutz-Grundverordnung
DVPMG	Gesetz zur digitalen Modernisierung von Versorgung und Pflege
EBM	Einheitlicher Bewertungsmaßstab
EFA	Elektronische Fallakte
epA	Elektronische Patientenakte
FACS	Facial Action Coding System
FFSF	Face-to-Face Still-Face
FHIR	Fast Healthcare Interoperability Resources
HL7	Health Level Seven
IKT	Informations- und Kommunikationstechnologien
IMI	Internet- und mobilebasierte Intervention
KBV	Kassenärztliche Bundesvereinigung
KHPflEG	Krankenhauspflegeentlastungsgesetz
KI	Künstliche Intelligenz
OPS	Operationen- und Prozedurenschlüssel
PAT	Prinzipal-Agent-Theorie
PC	Personal Computer
SDM	Shared Decision Making
TI	Telematikinfrastruktur
TMZ	Telemedizinisches Zentrum
UKV	Union Krankenversicherung AG
VKh	Virtuelles Krankenhaus
WHO	Weltgesundheitsorganisation

Abbildungsverzeichnis

1. Einleitung

In der modernen Gesundheitsversorgung spielen Kommunikationsformen eine zentrale Rolle, insbesondere in Prinzipal-Agent-Beziehungen, d.h. hinsichtlich der Gestaltung der Beziehung zwischen Prinzipalen und Agenten. Diese Beziehung ist durch ein Geflecht von Vertrauen, Verantwortlichkeit und Informationsaustausch gekennzeichnet und bildet das Fundament für eine effektive medizinische Betreuung. Verbale und nonverbale Kommunikation sind dabei essenzielle Elemente, die die Interaktionen zwischen diesen Akteuren prägen. Mit dem zunehmenden Einsatz telemedizinischer Leistungen, nicht zuletzt als Reaktion auf die Corona-Pandemie, die die Weltgesundheit und das Gesundheitssystem weltweit stark beeinflusst und die Bedeutung dieser Kommunikationsformen in den Fokus gerückt hat, ergeben sich neue Herausforderungen und Anforderungen an Gesundheitskommunikation und werfen neue Fragestellungen bezüglich dieser Formen von Kommunikation und ihrer Bedeutung in der Gesundheitsversorgung auf. Um das Potenzial der digitalen Transformation des Gesundheitssystems und die Qualität und Vertrauenswürdigkeit der Gesundheitsinformationen mit dem Digitalisierungsschub und der damit verbundenen Verlagerung vielfältiger Prozesse in den digitalen Raum in Deutschland erfolgreich zu steigern, gilt eine hohe digitale Gesundheitskompetenz der Bevölkerung und auch der Gesundheitsprofessionen als wesentliche Voraussetzung (Dratva, Schaeffer & Zeeb, 2024; Formica-Schiller, 2021, S. 17-18; Schendzielorz, Harre, Tarara, Oess & Holmberg, 2023, S. 22-27).

1.1 Fragestellungen

Die zunehmende Verlagerung von Interaktionen im Gesundheitswesen in den virtuellen Raum durch den vermehrten Einsatz telemedizinischer Leistungen wirft neue Fragen zur Bedeutung und Wirksamkeit verbaler und nonverbaler Kommunikationsformen u.a. in Prinzipal-Agent-Beziehungen auf: Inwiefern sind diese Formen der Kommunikation für die Effektivität und Qualität der Gesundheitsversorgung in Prinzipal-Agent-Beziehungen relevant? Welche expliziten Anforderungen ergeben sich beim Einsatz telemedizinischer Leistungen? Wie realistisch ist es gegenwärtig in Deutschland, diese Anforderungen zu erfüllen? Hat der vermehrte Einsatz telemedizinischer Leistungen und die Verlagerung von Interaktionen in den virtuellen Raum die Bedeutung von verbaler und nonverbaler Kommunikation verändert?

1.2   Zielsetzung

Diese Hausarbeit untersucht die Unterschiede zwischen verbalen und nonverbalen Kommunikationsformen und ihre Bedeutung in Prinzipal-Agent-Beziehungen im Kontext der Veränderungen im deutschen Gesundheitssystem der letzten Jahre. Besonderes Augenmerk gilt den spezifischen Anforderungen, die beim Einsatz telemedizinischer Leistungen entstehen. Es wird darüber hinaus analysiert, inwieweit diese Anforderungen in der aktuellen deutschen Gesundheitslandschaft erfüllt werden können und der Frage nachgegangen, wie sich die vermehrte Nutzung telemedizinischer Leistungen und die Verlagerung von Interaktionen in den virtuellen Raum auf die Bedeutung dieser beiden Kommunikationsformen auswirken.

1.3   Aufbau der Arbeit und Schwerpunktsetzung

Zunächst werden im anschließenden Kapitel 2 die theoretischen Grundlagen zu verbaler und nonverbaler Kommunikation sowie der Prinzipal-Agent-Theorie erläutert, indem die beiden Kommunikationsformen voneinander abgegrenzt und die Bedeutung dieser in Prinzipal-Agent-Beziehungen der Gesundheitsversorgung dargelegt werden. Das dritte Kapitel widmet sich den spezifischen Anforderungen beim Einsatz telemedizinischer Leistungen mit Bewertung der gegenwärtigen Realisierbarkeit dieser Anforderungen in Deutschland. In Kapitel 4 werden die Auswirkungen des vermehrten Einsatzes telemedizinischer Leistungen und die Verlagerung von Interaktionen in den virtuellen Raum auf die Bedeutung verbaler und nonverbaler Kommunikation diskutiert. Um die in Kapitel 1.1 formulierten Fragen zu beantworten, werden sowohl theoretische Konzepte als auch praktische Beispiele aus der Gesundheitsversorgung herangezogen. In Kapitel 5 erfolgt die Zusammenfassung der wichtigsten Erkenntnisse. Kapitel 6 schießt diese Arbeit mit einer kritischen Auseinandersetzung mit den Ergebnissen. Mögliche Implikationen für die Zukunft der Gesundheitsversorgung werden schließlich aufgezeigt. Ein Fazit und Ausblick beenden diese Arbeit.

Mit dieser Struktur bietet die Arbeit einen umfassenden Überblick über die Bedeutung von verbalen und nonverbalen Kommunikationsformen in Prinzipal-Agent-Beziehungen der Gesundheitsversorgung und beleuchtet kritisch deren Entwicklung im Kontext der Telemedizin.

2. Verbale und nonverbale Kommunikationsformen

Nachfolgend werden zunächst die verbale und nonverbale Kommunikation definiert und voneinander abgegrenzt. Anschließend wird die Prinzipal-Agent-Theorie am Beispiel der Beziehung von Ärzt*innen und Patient*innen erläutert und zudem ihre Bedeutung in der Gesundheitskommunikation – illustriert anhand von Praxisbeispielen– aufgezeigt.

2.1 Definition und Abgrenzung

Verbale Kommunikation bezieht sich auf die Verwendung von Sprache, Wörtern und verbalen Ausdrücken, um Botschaften zu übermitteln. Die Übermittlung von Botschaften bzw. Informationen erfolgt durch gesprochene oder geschriebene Worte. D.h. diese Form der Kommunikation umfasst jegliche Form von sprachlicher Interaktion, sowohl mündliche Äußerungen als auch schriftliche Mitteilungen wie E-Mails, Berichte, Briefe, Wörter, Sätze, auch paralinguistische Phänomene wie Geschwindigkeit Betonung und Tonfall. Verbale Kommunikation ist direkt und explizit, da sie klare Botschaften vermittelt, die in Worten und verbalen Expressionen ausgedrückt werden (Watzlawick, 2016).

Zu den Grundlagen der verbalen Kommunikation gehört das *Vier-Seiten-Modell* nach Schulz von Thun, auch Modell der vier Ohren genannt, das bewusste oder unbewusste Botschaften, die mit einer Nachricht gesendet werden können, darstellt. Es repräsentiert vier Ebenen der Kommunikation, wie Abbildung 1 veranschaulicht (Schulz von Thun, Ruppel & Stratmann, 2003, S. 34).

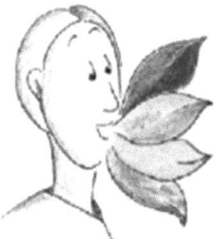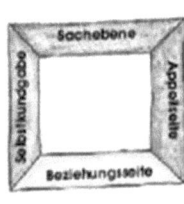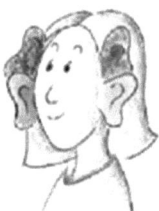

Abbildung 1: Vier Seiten einer Äußerung nach Schulz von Thun
Quelle: Eigene Darstellung, in Anlehnung an Schulz von Thun et al., 2003, S. 34

Auf der **Sachebene**, **Selbstoffenbarungsebene**, **Beziehungsebene** und **Appellebene** und kann eine gesprochene Nachricht seitens des Senders auf jeweils vier Wegen an den Empfänger gesendet bzw. kodiert werden, wobei dieser sich meist auf eine oder zwei dieser

3

Ebenen fokussiert, jedoch implizit unbeabsichtigt die anderen mitsendet. Dies gilt für den Empfänger der Botschaft ebenfalls: je nachdem, auf welcher Ebene die Nachricht interpretiert bzw. enkodiert wird, fällt die Reaktion unterschiedlich aus. D.h. kommunizieren Sender und Empfänger auf unterschiedlichen Ebenen, können daraus Kommunikationsstörungen resultieren (Schulz von Thun et al., 2003, S. 33-41).

Neben diesem Modell gibt es eine Vielzahl weiterer Kommunikationsmodelle, die s.g. Kommunikationsgesetze beinhalten, wie bspw. das Sender-Empfänger-Modell nach Shannon & Weaver (1949) oder das Zwei-Aspekte-Modell nach Watzlawick, das darauf abzielt, die Komplexität menschlicher Kommunikation zu erklären (Backhausen & Thommen, 2017, S. 150-151; Watzlawick, 2016, S. 13-15).

Nonverbale Kommunikation bezieht sich im Gegensatz zu verbaler Kommunikation auf die Übermittlung von Informationen durch nonverbale Signale – der Übermittlung von Informationen ohne Worte – wie Gestik, Mimik, Körperhaltung, Augenkontakt und andere nonverbale Elemente. Diese Signale können bewusst oder unbewusst gesendet werden und vermitteln oft emotionale Zustände, Haltungen oder Beziehungen zwischen den Kommunikationspartnern (Watzlawick, 2016).

Der Verzicht des Einsatzes von Sprache und die Bedeutung nonverbaler Sprache drückt sich in Watzlawicks metakommunikativen Axiom *Man kann nicht nicht kommunizieren* aus. Die Theorie belegt, dass es unmöglich ist, nicht zu kommunizieren, sich nicht nicht zu verhalten. Schweigen oder Nichthandeln sind z.B. eine Art von Kommunikation, die sich auf der Beziehungsebene vollzieht (Watzlawick, 2016, S. 13-15).

Ekman, Psychologe und nach Darwin bekanntester Pionier im Bereich der nonverbalen Kommunikation, hat mit der evolutionspsychologischen Emotionstheorie maßgeblich das Verständnis des menschlichen Gesichtsausdrucks geprägt, indem er zunächst das theoretische Konzept der sechs Basisemotionen Freude, Ärger, Angst, Ekel, Trauer und Überraschung (s. Abbildung 2) elaborierte und gemeinsam mit Friesen das Facial Action Coding System (FACS), ein System zur Kategorisierung der Bewegung der mimischen Muskulatur, schuf. Es liefert die Erklärung, wie Gesichtsausdrücke, die Basisemotionen widerspiegeln, erkannt werden und wie Maskieren, Simulieren bzw. Vortäuschen oder Verbergen dieser Emotionen erkannt werden können (Ekman & Friesen, 1975).

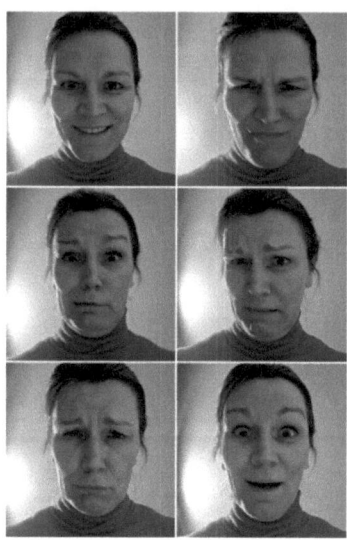

Abbildung 2: Die sechs Basisemotionen

Quelle: Eigene Darstellung

Ekman widerlegte in den 1960er Jahren, dass Mimik kulturell bedingt sei, stützte sich dabei auf seine Forschung zu universellen und kulturspezifischen Ausdrucksweisen und Gesten, etablierte sich auf dem Gebiet zwischenmenschlicher Täuschung. Ein Aspekt seiner Arbeit sind *Micro-Expressions*, kurze Gesichtsausdrücke, die Emotionen für nur einen Bruchteil von Sekunden zeigen. Das Erkennen dieser Ausdrücke kann trainiert werden und dazu dienen, die Gefühle anderer besser zu verstehen (Döring & Bortz, 2016, S. 1063; Ekman, 1973; Ekman & Friesen, 1975). Allerdings vernachlässigt der Fokus auf Micro-Expressionen die Vielfalt anderer nonverbaler Hinweise, die wichtige Informationen über die innere Gefühlswelt eines Menschen liefern können.

Zu den Sinnesebenen nonverbaler Kommunikation gehören die visuelle (u.a. Mimik, Gestik, Körperhaltung), die haptische (Tastsinn), die olfaktorische (Geruchssinn) und die akustische Ebene (Tonhöhe und Stimmfärbung), die oft unbewusst und nicht steuerbar sein können. Bewusste nonverbale Verhaltensweisen stellen Stimme, Körperkontakt, Auftreten, Körperhaltung, Distanz sowie Mimik und Blick dar. Die Mimik als universelles Signalsystem zeigt den momentanen Zustand und beruht z.T. auf biologischen Faktoren, was Ekman anhand von Filmaufnahmen eines in Isolation lebenden Indianerstamms in Neuguinea belegte. Auch der Blick verrät viel über Kommunikationsbereitschaft oder ihre Vermeidung. Er kann Dominanz, Unterordnung oder Intimität vermitteln, bewusst oder unbewusst eingesetzt werden. Distanz- und Blickverhalten korrelieren signifikant und werden durch Aspekte von Intimität gesteuert.

Das wird bspw. deutlich bei verliebten Paaren, die sich über lange Zeit in die Augen schauen können und ihre geringe Distanz zueinander in der s.g. Intim-Zone, d.h. unter 35 cm, liegt (Myers, 2014, S. 504-509).

Welche Effekte bereits Mimik auf die soziale Entwicklung von Säuglingen haben kann, zeigt das von Tronick, Als, Adamson, Wise & Brazelton (1978) entwickelte Face-to-Face Still-Face (FFSF)-Paradigma. Im Experiment interagiert eine Mutter zunächst normal mit ihrem Säugling. Anschließend wird sie angewiesen, neutral und unemotional zu bleiben, während sie dem Säugling nicht antwortet und keinerlei Mimik zeigt. Säuglinge reagieren auf die plötzliche Veränderung der mütterlichen Interaktion häufig mit Verunsicherung, Angst und Stress. Das Still-Face-Experiment ist abrufbar unter folgendem Link: https://www.dailymotion.com/video/x3x3vyn (UMass Boston, 2009).

2.2 Prinzipal-Agent-Beziehungen in der Gesundheitsversorgung

Basierend auf der Studie von Jensen & Meckling (1976) handelt es sich bei der Prinzipal-Agent-Theorie (PAT), als Agententheorie bekannt, um ein Vertragsverhältnis zwischen Auftraggeber, dem s.g. Prinzipal, der eine Dienstleistung benötigt oder wünscht, und Auftragnehmer, dem s.g. Agenten, der diese Dienstleistung erbringt. Ausgangspunkt dieser ökonomischen Theorie ist die Beauftragung eines Agenten, d.h. eine Person oder Organisation, durch einen Prinzipal, d.h. eine Person oder Organisation, zur Durchführung einer Leistung bzw. einer Aufgabe im Interesse des Prinzipals.

Die Theorie nimmt an, dass rational agierende Personen in der Entscheidungsfindung eingeschränkt sind. Der Prinzipal überträgt dem Agenten bestimmte Entscheidungsspielräume, kann aber die Realisierung der in seinem Namen getätigten Entscheidungen nicht in vollem Umfang kontrollieren oder überwachen, da er nicht über die Fähigkeiten und das nötige Wissen verfügt. Der Agent verfügt jedoch über die Informationen, die der Prinzipal nicht besitzt. D.h. zwischen Prinzipal und Agent herrscht eine Asymmetrie von Informationen. Unter der Grundannahme, dass Prinzipal und Agent primär ihren eigenen und in der Regel unterschiedlichen Interessen folgen, vertritt der Agent nicht zwingend bestmöglich das Interesse des Prinzipals. Das potenzielle Konfliktrisiko ist erhöht. Der Agent muss das Handeln des Prinzipals aufgrund lückenhafter Informationen beurteilen, wohingegen die Ziele des Prinzipals jedoch meist klar definiert sind und sogar messbar sein können. Aus der Informationsasymmetrie zwischen dem Prinzipal und dem Agenten können eine Vielzahl an Problemen resultieren. Ein Resultat dieser Asymmetrie kann ein Vertrauensproblem sein, da der Prinzipal keine Garantie dafür hat, dass der Agent in seinem Interesse handelt (Schneider, 2018, S. 32-68). Grossmann & Hart (1983) bspw. sprechen vom s.g. *Prinzipal-Agent-Problem*.

Es lassen sich drei Arten von asymmetrischer Information unterscheiden:

- *Hidden Characteristics*: vor Vertragsabschluss gilt es, den richtigen Transaktions-
partner ausfindig zu machen, der die Transaktion im Interesse des Prinzipals durch-
führt. Der Prinzipal kann offensichtliche Agenten-Eigenschaften erkennen und bewerten, muss jedoch verdeckte Eigenschaften befürchten, die sich nachteilig auswirken
können. In diesem Fall würde sich der Prinzipal für den falschen Agenten entscheiden.
Jedoch können auch später weitere Störungen auftreten (an de Meulen, Christiaans,
Wilke & Wohlmann, 2024, S. 186).

- *Hidden Action*: in der Regel vom Prinzipal nicht beobachtbare Aktivitäten des Agenten
zur Erfüllung des Auftrages, die u.U. dem Agenten die Möglichkeit zu opportunisti-
schem Verhalten und für den Prinzipal das Risiko der Übervorteilung offerieren (an de
Meulen et al., 2024, S. 186).

- *Hidden Information*: im Grundsatz ist es dem Prinzipal möglich, Aktivitäten des Agenten zu beobachten, kann diese jedoch nicht bewerten, da ihm Fachwissen und Informationen fehlen (an de Meulen et al., 2024, S. 186).

Sowohl Hidden Action als auch Hidden Information symbolisieren also ein moralisches Wag-
nis, auch *Moral Hazard* genannt, indem der Agent vornehmlich egoistisch handelt und nicht
wie vereinbart, den Vertrag zum besten Nutzen des Prinzipals ausführt (an de Meulen et al.,
2024, S. 186; Gabler Wirtschaftslexikon, 2024).

In Prinzipal-Agent-Beziehungen in der Gesundheitsversorgung geht es im Wesentlichen um
die dynamische Interaktion zwischen dem Prinzipal, der eine bestimmte Aufgabe delegiert
oder auslagert, und dem Agenten, der beauftragt ist, diese Aufgabe im Namen des Prinzipals
auszuführen. Diese Beziehungen sind in der Gesundheitsversorgung weit verbreitet, da Prinzipale wie Krankenhäuser, Versicherungen oder Gesundheitsorganisationen Agenten wie Ver-
waltungspersonal, Pflegekräfte oder Ärzt*innen beauftragen, um Gesundheitsdienstleistungen
bereitzustellen. Oft lassen sich Vertragsbeziehungen im Gesundheitswesen als Prinzipal-
Agent-Beziehung – als z.B. klassische Arzt-Patient-Interaktion – charakterisieren (Schneider,
2018, 57-59).

Die PAT lässt sich häufig auf die Arzt-Patient-Beziehung adaptieren. Ärzt*innen oder Pfle-
gende fungieren als Agent*innen, die im Auftrag ihrer Patient*innen, den Prinzipalen, handeln.
Abbildung 2 zeigt exemplarisch die Informationsstrukturen zwischen Ärzt*in, Patient*in und
Krankenversicherung (Schneider, 2018, S. 59).

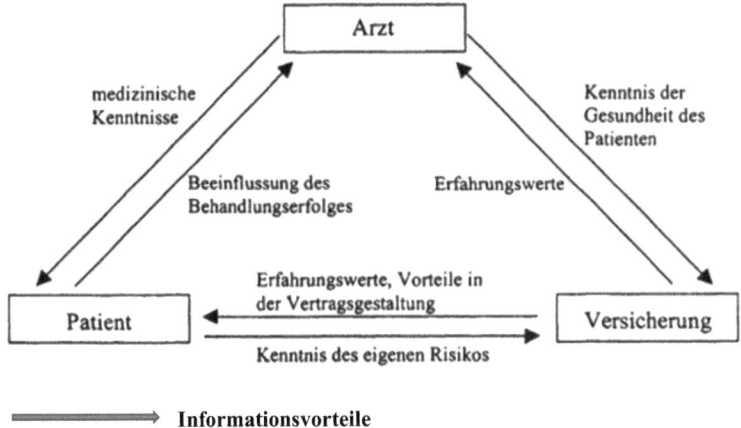

Abbildung 3: Informationsstrukturen im ambulanten Setting
Quelle: Eigene Darstellung, in Anlehnung an Schneider, 2018, S. 59

Nach der PAT kann es aufgrund von Informationsasymmetrien zwischen Behandler*in und Patient*in zu einem Machtungleichgewicht kommen, sodass das Vertrauen und die Effektivität der Zusammenarbeit hinsichtlich der Adhärenz und Compliance erschwert werden können. Die zu behandelnde Person ist eventuell nicht in der Lage, Handlungen und Entscheidungen der Ärztin/ des Arztes adäquat zu verstehen bzw. zu beurteilen. Es entsteht Unsicherheit darüber, ob die Ärztin oder der Arzt total im Sinnes des Prinzipals handelt oder sich diese/ dieser dadurch nur eigene Vorteile verschaffen möchte.

In Prinzipal-Agent-Beziehungen der Gesundheitsversorgung ist daher eine effektive Kommunikation von entscheidender Bedeutung, um das Vertrauen zwischen Prinzipal (Patient*in) und Agent (Ärzt*in oder Pflegekraft) aufzubauen und aufrechtzuerhalten, um Missverständnisse zu vermeiden. Eine vertrauensvolle Beziehung im Sinne des Konzeptes des Shared Decision Making (SDM)[1] und sprechender Medizin[2] hat positive Effekte auf die Gesundheit, Adhärenz

---

[1] Shared Decision Making (SDM) bezeichnet einen Prozess gemeinsamer Entscheidungen über die medizinische Behandlung. Dabei werden medizinische Informationen und die individuellen Präferenzen und Werte der Patient*innen berücksichtigt. SDM fördert die aktive Beteiligung der Patien*innen am Entscheidungsprozess (Grebe, 2023, S. 48).
[2] Sprechende Medizin, auch narrative Medizin, bezieht sich auf den Ansatz in der Medizin, bei dem Ärzt*innen nicht nur medizinische Fakten betrachten, sondern auch die persönliche Geschichte, Werte und Lebensumstände der Patient*innen in die Diagnose und Behandlung einbeziehen. Dieser Ansatz fördert eine ganzheitliche Betrachtung der Patient*innen und trägt dazu bei, eine therapeutische Beziehung aufzubauen, die auf Verständnis, Empathie und Zusammenarbeit basiert (Grebe, 2023, S. 48; Sollberger, 2023, S. 7-16).

und den Behandlungserfolg der Patient*innen (Grebe, 2023, S. 48; Thomas, Mielke, Lindig, Frerichs & Scholl, 2024, S. 215).

2.2.1 Verbal: Kommunikation zwischen Prinzipal und Agent

In der Prinzipal-Agent-Theorie, angewandt in der Gesundheitsökonomie, bezieht sich die Arzt-Patient-Beziehung oft auf eine spezifische Form der Prinzipal-Agent-Beziehung. Die Informationsasymmetrie zwischen diesen Parteien stellt einen zentralen Aspekt dar. Die Verschreibung eines bestimmten Medikaments durch den Arzt gilt als exemplarisch für verbale Kommunikation.

Der Arzt, als Prinzipal, verfügt über Fachwissen und medizinische Kompetenz, die dem Patienten, dem Agenten, oft fehlen. Die Informationsasymmetrie liegt darin, dass der Arzt über detailliertere Kenntnisse über die Wirksamkeit, mögliche Nebenwirkungen und Alternativen eines bestimmten Medikaments verfügt, während der Patient in der Regel nur begrenzte Informationen hat und oft auf die Expertise des Arztes angewiesen ist.

Der Arzt könnte dem Patienten erklären, warum er dieses Medikament ausgewählt hat, indem er auf seine medizinische Ausbildung und Erfahrung verweist und die potenziellen Vorteile dieses Medikaments hervorheben und mögliche Nebenwirkungen oder Risiken erwähnen, um dem Patienten ein umfassendes Verständnis zu vermitteln.

Jedoch könnte es in dieser Situation zu einer Verzerrung kommen, wenn der Arzt eigene Interessen hat, wie z.B. Anreize von Pharmaunternehmen, die die Verschreibung von bestimmten Medikamenten fördern. Dies könnte dazu führen, dass er ein Medikament verschreibt, das nicht im besten Interesse des Patienten liegt. In diesem Fall könnte die verbale Kommunikation zwischen Arzt und Patient nicht vollständig transparent sein.

Das Beispiel verdeutlicht, wie verbale Kommunikation in der Arzt-Patient-Beziehung von der Informationsasymmetrie geprägt ist. Der Arzt hat die Pflicht, dem Patienten die notwendigen Informationen in verständlicher Weise zu vermitteln und sicherzustellen, dass der Patient eine informierte Entscheidung treffen kann. Gleichzeitig muss der Patient aktiv nachfragen, um die Asymmetrie zu verringern (Grebe, 2023, S. 48).

Eine Studie von Evans Webb, Murray, Younger, Goodfellow & Ross (2021) untersuchte bspw. Auswirkungen der Informationsasymmetrie auf die Arzt-Patient-Kommunikation in Bezug auf die Entscheidungsfindung bei der Krebstherapie. Die Autoren betonen die Notwendigkeit einer verbesserten Kommunikation und einer stärkeren Einbeziehung der Patient*innen in Entscheidungsprozesse zur Verringerung der Informationsasymmetrie und Verbesserung der Versorgungsqualität. Ihre Arbeit hebt die Bedeutung der verbalen Kommunikation hervor, um zu sichern, dass Patient*innen informierte Entscheidungen treffen können, die ihren individuellen

Bedürfnissen und Präferenzen entsprechen (Thomas, Mielke, Lindig, Frerichs & Scholl, 2024, S. 214-221).

2.2.2 Nonverbal: Implikationen für die Beziehungsgestaltung

Wie anhand des Still-Face-Experiments in Kapitel 2.2 aufgezeigt, spielen nonverbale Signale eine zentrale Rolle bei der Gestaltung der Interaktion. Ein Beispiel für nonverbale Kommunikation ist die Körperhaltung und der Blickkontakt der Ärztin oder des Arztes während des Gesprächs mit den Patient*innen.

Roter, Frankel, Hall & Sluyter (2006) untersuchten in ihrer Studie die Auswirkungen von nonverbaler Kommunikation auf die Arzt-Patient-Beziehung und fanden heraus, dass eine offene und zugewandte Körperhaltung von Ärzt*innen, die auf die Patient*innen ausgerichtet ist, das Vertrauen und die Zufriedenheit der Patient*innen erhöht. Ein vermeidender Blickkontakt oder eine distanzierte Körperhaltung der Ärztin oder des Arztes kann hingegen bei Patient*innen den Eindruck erwecken, dass die Ärztin oder der Arzt desinteressiert oder ungeduldig ist, was vermutlich das Vertrauen und die Wirksamkeit der Kommunikation beeinträchtigen kann.

Zusätzlich betont die Arbeit von Street, Makoul, Arora & Epstein (2009) die Bedeutung von nonverbaler Kommunikation für das Verständnis und die Entscheidungsfindung in der Arzt-Patient-Beziehung. Die Autoren stellen fest, dass positive nonverbale Signale wie beruhigendes Nicken oder aufmerksames Zuhören den Patient*innen das Gefühl vermitteln, ernst genommen und verstanden zu werden. Dies ist besonders wichtig in Situationen mit Informationsasymmetrie, in denen Patient*innen wohl verunsichert sind und eine empathische Kommunikation das Vertrauen stärken und die Zusammenarbeit fördern kann.

Studien zeigen, dass die nonverbale Kommunikation, einschließlich der Körperhaltung der Ärztin oder des Arztes, einen signifikanten Einfluss auf die Zufriedenheit und das Vertrauen der Patient*innen hat (Bertakis & Azari, 2011). Eine positive nonverbale Kommunikation kann die Patientenzufriedenheit steigern und die Wahrscheinlichkeit erhöhen, dass Patient*innen die ärztlichen Empfehlungen akzeptieren und befolgen (Hall, Roter & Katz, 1988).

Insgesamt zeigt die wissenschaftliche Literatur, dass nonverbale Kommunikation eine wesentliche Rolle in der Prinzipal-Agent-Beziehung in der Gesundheitsversorgung spielt, insbesondere in Situationen mit Informationsasymmetrie. Es ist daher wichtig, dass Ärzt*innen sich der Bedeutung ihrer nonverbalen Signale bewusst sind und diese gezielt einsetzen, um das Vertrauen, die Zufriedenheit und die Wirksamkeit der Gesundheitsversorgung zu verbessern (Thomas et al., 2024, S. 215).

3. Aktuelle Herausforderungen der Telemedizin

Die Telemedizin hat in den letzten Jahren einen bemerkenswerten Aufschwung erlebt und sich in Zeiten von globalen Gesundheitskrisen wie der SARS-CoV-2-Pandemie und einem verstärkten Bedarf an Fernbetreuung und -behandlung zu einem entscheidenden Instrument im Gesundheitswesen entwickelt (Juhra, 2023, S. 562). Dieses dritte Kapitel widmet sich aktuellen Herausforderungen in der Telemedizin, die sowohl Chancen als auch Hindernisse für ihre breite Nutzung und Implementierung darstellen. Zunächst ist es jedoch wichtig, ein klares Verständnis von Telemedizin zu erlangen.

3.1 Definition und Anwendungsgebiete

Die Telemedizin ist ein vielseitiges Konzept, das unterschiedlich definiert wird. Gemäß Bundesministerium für Gesundheit ([BMG], 2023) ermöglicht Telemedizin den Einsatz audiovisueller Kommunikationstechnologien, um trotz räumlicher Distanz Diagnostik, Konsultationen und Notfalldienste anzubieten. Die Weltgesundheitsorganisation ([WHO], 2019) beschreibt Telemedizin als Erbringung von Gesundheitsdienstleistungen über Distanz zwischen Gesundheitsdienstleistern, die klinische Unterstützung suchen (Provider-zu-Provider), oder entfernten Benutzer*innen und Gesundheitsdienstleistern (Benutzer-zu-Provider-Telemedizin).

Eine umfassendere Definition von Telemedizin stammt von Tuckson, Edmunds & Hodgkins (2017), die sie als Austausch von medizinischen Informationen von einem Ort zum anderen über elektronische Kommunikation erklären, um die Gesundheit von den Patient*innen zu verbessern und schließen damit sowohl den Informationsaustausch zwischen Personen als auch den mittels mobiler Gesundheitstechnologien wie tragbare Geräte (Wearables), Smartphones und Apps ein (S. 1585).

Es gibt eine Vielzahl von Begriffen, die teilweise synonym verwendet werden, wie z.B. Telemedizin, Telehealth, Videosprechstunde, Telekonsil, virtuelles Krankenhaus (VKh), elektronische Visite, digitale Gesundheits-Apps und elektronische Fallakten (EFA), ohne klare Abgrenzung zueinander – wie Abbildung 4 veranschaulichen soll. Letztlich zielt die Telemedizin darauf ab, medizinische Leistungen orts- und zeitunabhängig von Ort zu erbringen, was dann von Vorteil ist, wenn spezifische Fachkenntnisse benötigt werden, die nicht überall verfügbar sind (Juhra, 2023, S. 561-562).

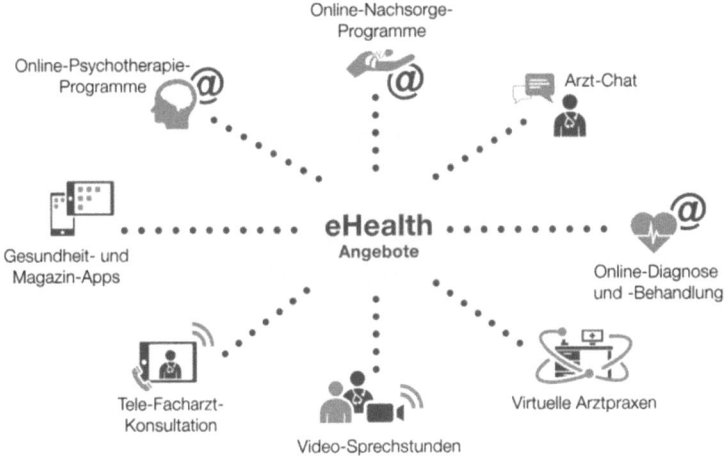

Abbildung 4: Telemedizinische Anwendungen für Patient*innen

Quelle: Union Krankenversicherung AG, 2018

Die Telemedizin umfasst verschiedene Ansätze wie virtuelle Besuche per Video, Telefon oder Chat, chatbasierte Kommunikation für die Übermittlung von persönlichen Gesundheitsdaten von Patient*innen, Vitalfunktionen und anderer physiologischer Daten oder diagnostischer Bilder an einen Gesundheitsanbieter zur Prüfung und Durchführung einer Beratung, Diagnose oder eines Behandlungsplans zu einem späteren Zeitpunkt, Fernüberwachung von Patient*innen per drahtloser Geräte, tragbarer Sensoren, implantierter Gesundheitsmonitore, Smartphones oder mobiler Apps im Zuhause, sowie den Einsatz von künstlicher Intelligenz (KI) und maschinellem Lernen zur Verbesserung von Diagnosen und personalisierter Medizin. Diese Technologien ermöglichen ärztliche Beratung, Patientenaufklärung, Dateninterpretation, digitale Diagnostik und Therapie, eigenständig oder in Kombination mit herkömmlichen Behandlungen, zur Prävention und Behandlung von Krankheiten (American Telemedicine Association [ATA], 2022).

In der Medizin besteht langjährige Tradition in der Anwendung modernster Technologien zum Nutzen der Patient*innen. Videosprechstunden und Telekonsile stellen bereits in zahlreichen Praxen eine sinnvolle Erweiterung des Leistungsspektrums dar und sind aus der Gesundheitsversorgung nicht mehr wegzudenken. Das nachfolgende Kapitel erörtert die besonderen Anforderungen an telemedizinische Leistungen und Potenziale, jedoch auch die Risiken und Einschränkungen der neuen Informations- und Kommunikationstechnologien (IKT) im medizinischen Kontext (BGM, 2023; Juhra, 2023, S. 560).

3.2 Besondere Anforderungen an telemedizinische Leistungen

Die Behandlung unter Verwendung von Telekommunikationsmedien, die die Diagnostik und Therapie unter Überbrückung einer räumlichen oder zeitlichen Distanz zwischen Ärzt*innen und Patient*innen ermöglicht – prominente Beispiele: Videosprechstunde, Telemonitoring oder Telekonsile –, setzt auf beiden Seiten neben der Akzeptanz das Vorhandensein von Smartphone, Tablet oder Personal Computer (PC), ausgestattet mit Kamera, Mikrofon und Lautsprecher, sowie eine stabile Internetverbindung voraus (Jorzig, 2020, S. 629). Zur Abrechnung einer Videosprechstunde im niedergelassenen Bereich muss dazu ein zertifiziertes Produkt der Kassenärztlichen Bundesvereinigung (KBV) genutzt werden (Juhra, 2023, S. 562).

Die Voraussetzungen für die Inanspruchnahme telemedizinischer Behandlungen umfassen die ärztliche Vertretbarkeit, Wahrung der ärztlichen Sorgfaltspflicht, Aufklärung über die Besonderheiten der Telemedizin sowie die Übernahme des geänderten § 7 Abs. 4 der Musterberufsordnung der Ärzte (MBO-A) einzelner Bundesländer in die Landes-MBO zur bundesweiten Vereinheitlichung (Jorzig, 2020, 629-632).

Die ärztliche Vertretbarkeit erfordert eine sorgsame Abwägung unter Berücksichtigung der Gesundheit der Patient*innen und anderer relevanter Faktoren, wie z.B. Arztpraxen nur in medizinisch akuten Fällen aufzusuchen (Jorzig, 2020, 629-630).

Die Haftungsfrage bei der Telemedizin bezieht sich auf die Einhaltung des medizinischen Facharztstandards und die Überprüfung der technischen Voraussetzungen. Die Behandlung sollte demnach dem jeweiligen Fachgebiet entsprechen und durch eine wirksame Einwilligung der Patient*innen gedeckt sein. Die Dokumentation spielt eine wichtige Rolle, insbesondere im Falle einer Haftung (Jorzig, 2020, S. 630).

Die Aufklärung der Patient*innen über telemedizinische Behandlung sowie die Einholung der Einwilligung sind essenziell und können rechtliche Unsicherheiten aufwerfen. Die Regelungen bezüglich Aufzeichnung, Datenschutz und Dokumentation müssen deshalb beachtet werden (Jorzig, 2020, S. 630; Juhra, 2023, S. 563).

Neben den technischen Anforderungen wie zuverlässige technologische Infrastruktur, einschließlich stabiler Internetverbindungen, sicherer Datenübertragung, kompatibler Software und Geräte, benutzerfreundlicher, barrierefreier Plattformen mit Wahrung des Datenschutzes und der Datensicherheit zum Schutz sensibler Patient*innendaten unter Einhaltung geltender Datenschutzbestimmungen wie Datenschutz-Grundverordnung (DSGVO) sowie den regulatorischen, gesetzlichen Anforderungen, die nach Land oder Region variieren können und Aspekte wie die Lizenzierung von Anbietern, Verschreibungsvorschriften für Medikamente, Haftung im Falle von Behandlungsfehlern betreffen, umfassen telemedizinische Leistungen auch Qualitätsstandards und ethische Grundsätze wie Einhaltung klinischer Richtlinien, Schutz der

Patientenautonomie und Privatsphäre, Gewährleistung der Vertraulichkeit und Integrität von Patientendaten und Berücksichtigung medizinischer und ethischer Standards bei Beratung und Diagnose. Um bspw. eine reibungslose Integration der telemedizinischen Dienste in bestehende Gesundheitsinfrastrukturen zu ermöglichen, müssen Interoperabilitätsstandards wie HL7 (Health Level Seven) oder FHIR (Fast Healthcare Interoperability Resources) eingehalten werden. Dies gewährleistet den nahtlosen Austausch von Patient*innendaten zwischen verschiedenen Systemen und Anbietern (Juhra, 2023, S. 560-566).

Telemedizinische Leistungen müssen angemessen vergütet werden, da sie die Effizienz der medizinischen Versorgung steigern können. Eine Analyse der Kosten basiert in Deutschland hauptsächlich auf ICD- und OPS-Kodes, daher müssen telemedizinische Leistungen in diese Kataloge integriert werden, um ihre Auswirkungen zu bewerten (Juhra, 2023, S. 563).

Telemedizinische Programme sollten zur Überwachung ihrer Wirksamkeit, Effizienz und Benutzerfreundlichkeit einem kontinuierlichen Evaluierungsprozess unterzogen werden. Dies umfasst z.B. die Berücksichtigung von Feedback von Patient*innen, Anbietern und anderen Interessengruppen (Juhra, 2023, S. 564).

Die Integration von Videosprechstunden, Home-Monitoring, Gesundheitsapps und anderen Technologien hat die Dynamik zwischen Ärzt*innen und Patient*innen verändert. Virtuelle Arztbesuche unterscheiden sich deutlich vom traditionellen Praxisbesuch und stellen neue Anforderungen an die Gestaltung des Arzt-Patient-Verhältnisses. Ärzt*innen sind zunehmend gefordert, ihre Patient*innen über die Nutzung dieser Technologien zu beraten und werden häufig um Rat zu entsprechenden Anwendungen gebeten. Diese Entwicklungen erfordern nicht nur eine Anpassung in der medizinischen Ausbildung, um zukünftige Ärzte auf die Integration neuer Technologien in die Patientenversorgung vorzubereiten, sondern der Einsatz von Telemedizin erfordert oft eine Anpassung der Art und Weise, wie die medizinischen Fachkräfte mit Patient*innen interagieren. Essenziell ist es, effektive Kommunikationsstrategien zu entwickeln, um eine qualitativ hochwertige Betreuung und Beziehungspflege über digitale Kanäle zu ermöglichen. Dies kann den Einsatz von Videokonferenzen, sicheren Messaging-Plattformen und anderen digitalen Tools umfassen (Juhra, 2023, S. 564). Die Schulung und Fortbildung zu ethischen und rechtlichen Aspekten, Fernkommunikation, Datenschutz- und Datensicherheitsbestimmungen des medizinischen Fachpersonals, das telemedizinische Leistungen anbietet, ist angezeigt, um die spezifischen Herausforderungen und Anforderungen dieser Art der Patientenversorgung zu bewältigen (Grebe, 2023, S. 48; WHO, 2019).

Die Veränderung der Bedeutung verbaler und nonverbaler Kommunikationsformen durch der vermehrten Einsatz telemedizinischer Leistungen wird im vierten Kapitel näher beleuchtet. Zunächst wird im folgenden Kapitel der Frage nachgegangen, wie realistisch aktuell die

Wahrscheinlichkeit der Erfüllung zuvor genannter spezifischer Anforderungen beim Einsatz telemedizinischer Leistungen in Deutschland ist.

3.3 Realisierbarkeit der Anforderungen in der deutschen Versorgung

Die Realisierung dieser Anforderungen beim Einsatz telemedizinischer Leistungen in Deutschland hängt von verschiedenen Faktoren ab, darunter bspw. die Verfügbarkeit geeigneter technologischer Infrastruktur, rechtlichen Rahmenbedingungen, finanziellen Ressourcen, Schulung von Gesundheitspersonal in telemedizinischen Kommunikationsfähigkeiten, der Fähigkeit der Leistungserbringer, sich an neue Kommunikationsformen anzupassen und die Bereitschaft von Ärzt*innen und Patient*innen, telemedizinische Dienste zu nutzen und zu akzeptieren. Während in Deutschland in den letzten Jahren Fortschritte im Bereich der Telemedizin festzustellen sind, gibt es Herausforderungen in Bezug auf die flächendeckende Verfügbarkeit von Hochgeschwindigkeitsinternet und die Integration telemedizinischer Leistungen in das bestehende Gesundheitssystem, einer adäquaten Vergütung, Datenschutzbestimmungen und Akzeptanz durch Patient*innen und medizinisches Fachpersonal. Die Wahrscheinlichkeit der Erfüllung dieser Anforderungen ist von Region zu Region unterschiedlich und hängt von der Bereitschaft der Gesundheitsdienstleister und der Politik ab, erforderliche Maßnahmen zu ergreifen.

Der während der Corona-Pandemie erlebte Aufschwung der Telemedizin führte zu einer Lockerung der regulatorischen Beschränkungen. Insbesondere die Videosprechstunde verzeichnete einen Anstieg von 200.000 auf 1,2 Millionen im ersten Quartal 2021. Die Ausnahmeregelungen aufgrund der Pandemie wurden mit dem Gesetz zur digitalen Modernisierung von Versorgung und Pflege (DVPMG) vom Juni 2021 weitergeführt, wodurch nun Ärzt*innen und Psychotherapeut*innen bis zu 30 % ihrer Patient*innen per Videosprechstunde behandeln und abrechnen können. Eine wichtige Neuerung ist die Einbeziehung von Videosprechstunden für Psychotherapeuten seit Juli 2022, ohne Leistungsgrenzen. Die Möglichkeit der Videosprechstunde wurde erweitert, umfassendere Dienstleistungen wie Krankschreibungen sind nun möglich. Die Bereitschaft der Bevölkerung zur Nutzung digitaler Gesundheitsangebote hat zugenommen.

Im Bereich der Telemedizin wurde zum 01.01.2022 die Patientenfernüberwachung, auch Telemonitoring genannt, für Patient*innen mit fortgeschrittener Herzinsuffizienz in den einheitlichen Bewertungsmaßstab (EBM) aufgenommen. Dabei werden Vitalparameter kontinuierlich über ein telemedizinisches Zentrum (TMZ) erfasst und überwacht. Neue Gebührenordnungspositionen im EBM wurden geschaffen, um die Vergütung für das TMZ und die behandelnden Ärzte zu regeln (Messal et al., 2021, S. 6-8). Das Krankenhauspflegeentlastungsgesetz

(KHPflEG) schuf die Voraussetzung, dass Telekonsilien im stationären Bereich besser vergütet werden. Seit April 2022 können auch Leistungen des ärztlichen Bereitschaftsdienstes – Notdienst – per Videosprechstunde erbracht und regelhaft vergütet werden (BMG, 2023).

Der E-Health Monitor 2022 von McKinsey zeigt, dass trotz Fortschritte die Digitalisierung des deutschen Gesundheitswesens weiterhin eine Herausforderung darstellt: Die Telematikinfrastruktur (TI) ist mit 90 % der Hausarztpraxen und 96 % der Apotheken weit verbreitet, eine reibungslose Nutzung wird beklagt. Die elektronische Patientenakte (ePA) wird von weniger als 1 % der gesetzlich Versicherten genutzt, viele ePAs enthalten noch keine Daten. Die Einführung der ePA und des E-Rezepts sind als essenziell für die digitale Gesundheitsversorgung anzusehen, wobei das finanzielle Potenzial der Digitalisierung im Gesundheitswesen beträchtlich ist. Die Nutzung von digitalen Gesundheitsanwendungen (DiGA) und Telemedizin steigt, aber es gibt weiter Herausforderungen beim Datenfluss und der digitalen Kommunikation zwischen Leistungserbringern. Ärzt*innen hinterfragen das Kosten-Nutzenverhältnis und äußern Bedenken bezüglich einer Verschlechterung der Arzt-Patient-Beziehung.

Deutschland hinkt im internationalen Vergleich bei der Einführung der ePA hinterher, Länder wie Dänemark und Schweden sind weiter fortgeschritten. Um die Digitalisierung erfolgreich umzusetzen, ist eine Steigerung der Bereitschaft und Fähigkeit zur Datennutzung und -übermittlung bei allen Akteuren erforderlich, wobei eine strikte Nutzerzentrierung und ein einfaches Nutzererlebnis entscheidend sind (Müller, Padmanabhan, Richter & Silberzahn, 2022, S. V-XIII).

Die Wahrscheinlichkeit, diese Anforderungen in Deutschland zu erfüllen, ist gegenwärtig hoch. Deutschland verfügt über eine gut entwickelte Infrastruktur im Gesundheitswesen sowie strenge Datenschutzbestimmungen, die eine sichere und effektive Nutzung telemedizinischer Leistungen unterstützen. Telemedizin stellt einen signifikanten Mehrwert der medizinischen Versorgung dar und ihre Bedeutung in Deutschland wird zunehmend erkannt und gefördert. Eine Beteiligung der Nutzer*innen an der (Weiter-)Entwicklung der Telemedizin ist essenziell, wobei der Datenschutz einer gelingenden Digitalisierung nicht allzu sehr im Weg stehen darf (Formica-Schiller, 2021, S. 1-8; Juhra, 2023, S. 565).

4. Veränderung der Bedeutung beider Kommunikationsformen durch telemedizinische Leistungen

Vermehrter Einsatz telemedizinischer Leistungen und Verlagerung von Interaktionen in den virtuellen Raum haben die Bedeutung verbaler und nonverbaler Kommunikation verändert. Die Bedeutung beider Kommunikationsformen in Prinzipal-Agent-Beziehungen der Gesundheitsversorgung liegt in ihrer Fähigkeit, eine effektive und vertrauensvolle Interaktion zwischen den Beteiligten zu ermöglichen. Verbale Kommunikation bleibt zwar wichtig für die Übermittlung von Informationen, wird jedoch durch die virtuelle Natur der Telemedizin zunehmend herausgefordert. Klarheit und Präzision werden wichtiger, da nonverbale Signale reduziert oder sogar vollständig eliminiert werden. Während die Bedeutung klarer verbaler Kommunikation zunimmt, da sie das Hauptmittel der Interaktion darstellt, können jedoch nonverbale Signale immer noch einen Beitrag zum Verständnis und zur Verbesserung der telemedizinischen Erfahrung leisten. Daher ist eine präzise verbale Kommunikation entscheidend für die Übermittlung medizinischer Informationen und von Behandlungsplänen. Nonverbale Signale können dazu beitragen, Verständnis und Empathie zwischen den Beteiligten zu vertiefen und eine unterstützende Umgebung zu schaffen. Alternative nonverbale Signale wie Tonfall und Mimik bewusst eingesetzt, drücken Emotionen und Empathie aus, schaffen die unterstützende Atmosphäre.

Zum Beispiel kann die Fähigkeit eines Arztes, Empathie durch den Tonfall seiner Stimme auszudrücken, trotz der digitalen Distanz eine positive Wirkung auf den Patienten haben. Nonverbale Kommunikation verliert zwar ihre direkte Präsenz, bleibt aber relevant, da virtuelle Plattformen zunehmend Funktionen integrieren, die die Übermittlung nonverbaler Signale unterstützen, wie bspw. Video- und Audio-Chat mit Bildübertragung.

Ein weiteres Beispiel für die Veränderung der Bedeutung beider Formen ist die Verwendung von Emojis und Emoticons in der telemedizinischen Kommunikation. Obwohl sie als nonverbale Signale gelten, dienen sie oft dazu, verbale Kommunikation zu ergänzen und Emotionen auszudrücken, die durch die virtuelle Plattform sonst nicht übermittelt werden könnten (Eichstädt & Spieker, 2021, S. 155).

Daher müssen Agenten auf der einen Seite in der Lage sein, medizinische Informationen klar zu vermitteln, während andererseits die Prinzipale meist zusätzliche Anstrengungen unternehmen müssen, um ihre Symptome und Bedenken genau zu beschreiben. Auf diese Weise könnten möglicherweise Missverständnisse und Asymmetrien vermieden werden (Krayter, Stark & Dockweiler, 2023).

5. Zusammenfassung der Erkenntnisse aus den Theoriekapiteln

Verbale Kommunikation bezieht sich auf den Austausch von Informationen mittels gesprochener oder geschriebener Sprache. Sie umfasst Wörter, Sätze und deren Bedeutungen, die explizit ausgedrückt werden. Nonverbale Kommunikation hingegen bezieht sich auf die Übermittlung von Informationen ohne den Einsatz von Wörtern. Dies kann durch Körpersprache, Gestik, Mimik, Tonfall und andere nonverbale Signale erfolgen.

Die Prinzipal-Agent-Theorie, in den 1970er Jahren von den Ökonomen Jensen und Meckling entwickelt, hat weitreichende Anwendungen in unterschiedlichen Bereichen, einschließlich der Gesundheitsversorgung. In diesem Kontext bezieht sich die Prinzipal-Agent-Beziehung auf das Verhältnis zwischen einem Auftraggeber (Prinzipal), der eine bestimmte Dienstleistung benötigt oder wünscht, und einem Auftragnehmer (Agent), der diese Dienstleistung erbringt. Diese Theorie hebt die entscheidende Bedeutung der Qualität der Kommunikation, um Informationsasymmetrie zu entgegnen und Missverständnisse zu vermeiden und die Ziele des Prinzipals effektiv zu erreichen, hervor. D.h. eine klare und präzise Kommunikation beeinflusst maßgeblich den Behandlungserfolg und die Zufriedenheit der Patient*innen (Thomas et al., 2024, S. 214-221).

Insbesondere in telemedizinischen Kontexten, in denen die Interaktion zwischen den Patient*innen und Leistungserbringern virtuell erfolgt, gewinnen verbale und nonverbale Kommunikationsformen eine erhöhte Bedeutung. Beim Einsatz von telemedizinischen Leistungen sind besondere Anforderungen zu beachten. Einerseits müssen Ärzt*innen in der Lage sein, effektiv und klar zu kommunizieren, um den Patient*innen angemessen zu beraten und zu behandeln. Andererseits müssen sie auch die nonverbalen Signale der Patient*innen interpretieren können, um eine ganzheitliche Diagnose und Betreuung zu gewährleisten. Zudem ist die technische Infrastruktur für eine reibungslose Kommunikation entscheidend, da Verzögerungen oder Ausfälle die Qualität der Interaktion beeinträchtigen können.

Die Realisierung dieser Anforderungen in Deutschland hängt von verschiedenen Faktoren ab, darunter die Verfügbarkeit von Telekommunikationsinfrastruktur, die Schulung von Gesundheitsdienstleistern im Umgang mit telemedizinischen Technologien und die Integration telemedizinischer Leistungen in das bestehende Gesundheitssystem. Obwohl Deutschland bereits Fortschritte in der Implementierung telemedizinischer Lösungen gemacht hat, bestehen weiterhin Herausforderungen hinsichtlich flächendeckender Verfügbarkeit und Akzeptanz (Formica-Schiller, 2021, S. 1-8; Juhra, 2023, S. 565).

Der vermehrte Einsatz telemedizinischer Leistungen und die Verlagerung von Interaktionen in den virtuellen Raum haben zweifellos die Bedeutung beider Kommunikationsformen verändert. Während die verbale Kommunikation nach wie vor die Basis für den Austausch von medizinischen Informationen bildet, gewinnt die Fähigkeit zur Interpretation nonverbaler Signale in virtuellen Umgebungen an Bedeutung. Zum Beispiel können Leistungserbringer durch die Beobachtung von Körpersprache und Gesichtsausdrücken der Patientin oder des Patienten Hinweise auf dessen psychischen Zustand erhalten, was im Kontext telemedizinischer Konsultationen bedeutsam sein kann.

6. Diskussion

Die Telemedizin hat infolge der SARS-CoV-2-Pandemie einen erheblichen Aufschwung erlebt, doch ihre langfristige Nutzung hängt von technologischen Entwicklungen und Vergütungsfragen ab. Trotz potenziell reduzierter haftungsrelevanter Risiken im Vergleich zum direkten Arzt-Patient-Kontakt bestehen Bedenken bezüglich des Verlusts der persönlichen Interaktion und möglicher technischer Probleme seitens der Patient*innen. Ärzt*innen fürchten eine Entfremdung im Arzt-Patient-Verhältnis sowie die Gefahr von Behandlungsfehlern und Fehldiagnosen durch reduzierte Wahrnehmung am Bildschirm. Diese Bedenken konnten während der Corona-Pandemie z.T. durch die Notwendigkeit der Kontaktaufnahme über Kommunikationsmedien gemildert werden. Die Patient*innen erkannten dabei Vorteile wie Zeitersparnis durch Wegfall von Anfahrts- und Wartezeiten sowie die Vermeidung unnötiger Arztbesuche und Notfallaufnahmen. Zukünftig besteht die Hoffnung, dass die Vorteile der Telemedizin, explizit im ambulanten Bereich, genutzt werden und zur Entlastung beitragen können (Jorzig, 2020, S. 629-632).

Die Gesundheitskompetenz als zentraler Begriff in der gesundheitswissenschaftlichen Forschung, dessen Bedeutung im Informationszeitalter stets wächst, verdeutlicht, dass individuelles und öffentliches Wohlbefinden stark von Wissen, Informiertheit, Bewertung und Verhalten in sozialen Kontexten abhängen. Die Fähigkeit, relevante Informationen auszuwählen und zu verarbeiten, ist bedeutend für die Gesunderhaltung. Medizinischer Fortschritt und demographischer Wandel führen zum Anstieg chronischer Erkrankungen, deren Heilung oft nicht möglich ist. Gesundheitsversorgung zielt darauf ab, Menschen zu befähigen, selbstbestimmt mit ihrer Krankheit zu leben und Folgeerkrankungen zu vermeiden. Gesundheitskompetenz ermöglicht ihnen, Gesundheitsbeeinträchtigungen vorzubeugen und angemessen darauf zu reagieren (Wirtz & Soellner, 2022, S. 163-164).

Digitale Gesundheitskompetenz ist eine Erweiterung dieses Konzepts und bezieht sich auf die Fähigkeit, digitale Gesundheitsinformationen kritisch zu bewerten und effektiv zu nutzen. In einer zunehmend digitalisierten Welt ist dies maßgebend für die Gesundheitsversorgung und das Wohlbefinden der Bevölkerung (Dratva et al., 2024).

In der aktuellen Studienlandschaft lassen sich häufig positive Entwicklungen durch den vermehrten Einsatz telemedizinischer Leistungen wie die Videokonsultation finden:

In einer vergleichenden Querschnittsanalyse vor und während der Pandemie wurde die Einstellung der Kranken zur telemedizinischen Narkoseaufklärung sowie die technische Voraussetzungen untersucht. Analysiert wurden Antworten von 2080 Patient*innen, die gesteigerte Akzeptanz für eine telemedizinische Narkosevorbereitung zeigten. Zudem wurden verbesserte technische Voraussetzungen auf Patient*innenseite festgestellt, was die Implementierung einer telemedizinischen Prämedikationsambulanz begünstigt (Follmann et al., 2024, S. 5).

Eine Befragung der Uniklinik Jena zur Patientenzufriedenheit unter Menschen mit einem Verdacht auf eine demenzielle Erkrankung, die entweder „face-to-face" oder im Rahmen einer Videosprechstunde während der SARS-CoV-2-Pandemie neuropsychologischen Tests unterzogen und ärztlich beraten wurden, konnte keine signifikanten Unterschiede zeigen (Brodoehl, Wagner, Klingner, Srowig & Finke, 2022, S. 444).

Eine systematische Literaturrecherche, in der randomisierte kontrollierte Studien (RCT) zur Untersuchung der Wirksamkeit telemedizinischer Interventionen mit schwangeren Frauen und/oder Müttern zur Bewältigung ihrer psychischen Gesundheitsprobleme erwies, dass die überwiegende Zahl (62 %) der Studien eine signifikante Verbesserung psychischer Gesundheit bei den Teilnehmer*innen an telemedizinischen Interventionen im Vergleich zur Kontrollgruppe analysierte (Stentzel et al., 2023).

Die Ergebnisse eines Reviews, das die meta-analytische Evidenz zur Wirksamkeit internet- und mobilebasierter Interventionen (IMIs) für psychische Störungen und körperliche Erkrankungen im Kindes- und Jugendalter zusammenfasst, deuten „auf das Potenzial dieser neuen Behandlungsform für eine mögliche Erweiterung der evidenzbasierten Gesundheitsversorgung für Kinder und Jugendliche mit psychischen Störungen hin." (Domhardt, Steubl & Baumeister, 2020, S. 33).

Die Beispiele telemedizinischer Leistungen implizieren, dass durch die Implementierung von Telemedizin in der deutschen Gesundheitsversorgung die potenzielle Verbesserung der Gesundheitsversorgung sowie des Patientenerlebnisses erreicht werden können. Die zunehmende Akzeptanz der Telemedizin, wie in den genannten Studien dargelegt, legt nahe, dass Patient*innen und medizinisches Fachpersonal die besonderen Vorteile dieser Technologie erkennen und schätzen.

Besonders bemerkenswert ist die Tatsache, dass in verschiedenen Bereichen der medizinischen Versorgung positive Effekte der Telemedizin festgestellt wurden. Von der Narkoseaufklärung über die Beratung von Patient*innen mit Verdacht auf Demenz bis hin zur Unterstützung von schwangeren Frauen und jungen Müttern bei psychischen Gesundheitsproblemen und Kinder und Jugendliche mit psychischen Störungen zeigen die Studien eine Vielzahl von Anwendungsmöglichkeiten und positive Ergebnisse.

Die Herausforderungen, die mit der Telemedizin einhergehen, insbesondere bezüglich der technologischen Entwicklung und der Vergütungsfragen, müssen jedoch weiterhin angegangen werden, um sicherzustellen, dass diese innovative Form der Gesundheitsversorgung nachhaltig genutzt werden kann. Darüber hinaus müssen etwaige Bedenken hinsichtlich des Verlusts persönlicher Interaktion und möglicher technischer Probleme seitens der Patient*innen ernst genommen und durch geeignete Maßnahmen adressiert werden (Formica-Schiller, 2021, S. 13).

Insgesamt zeigt sich, dass Prinzipal-Agent-Beziehungen in der Gesundheitsversorgung durch den Einsatz telemedizinischer Leistungen neue Anforderungen an Kommunikation stellen. Die erfolgreiche Bewältigung dieser Anforderungen erfordert eine ganzheitliche Betrachtung von verbalen und nonverbalen Kommunikationsformen und kontinuierliche Anpassung an technologische Entwicklungen und gesundheitspolitische Rahmenbedingungen. Verstärkte Integration und Weiterentwicklung können potenzielle Vorteile für Patient*innen, medizinisches Fachpersonal und das Gesundheitssystem realisieren.

6.1   Implikationen für die Praxis

Die wachsende Bedeutung der Telemedizin infolge der Corona-Pandemie wirft wichtige Implikationen für die Praxis auf, insbesondere im Hinblick auf die Veränderung verbaler und nonverbaler Kommunikationsformen sowie Förderung der Gesundheitskompetenz:

Um eine effektive und zuverlässige virtuelle Gesundheitsversorgung zu gewährleisten, sollte die Praxis darauf abzielen, kontinuierliche Verbesserung der Telemedizin durch technologische Innovationen voranzutreiben und Anreize für Gesundheitsdienstleister zu schaffen, Telemedizin anzubieten und gleichzeitig die Qualität sicherzustellen.

Bedenken hinsichtlich des möglichen Verlusts persönlicher Interaktion und technischer Probleme seitens der Patient*innen sind ernst zu nehmen. Schulungen und technische Unterstützung können diesen Herausforderungen entgegenwirken.

Die Telemedizin bietet Potenzial für ein verbessertes Patientenerlebnis durch die Vermeidung von Anfahrts- und Wartezeiten sowie die Reduzierung unnötiger Arztbesuche. Dies trägt zur Effizienzsteigerung der Gesundheitsversorgung bei.

Die positive Entwicklung in diversifizierten Anwendungsbereichen der medizinischen Versorgung zeigt, dass die Telemedizin vielfältige Anwendungsmöglichkeiten bietet und positive

Ergebnisse erzielt. Dies ermutigt zur weiteren Integration und Weiterentwicklung telemedizinischer Dienste.

Die Herausforderungen der Telemedizin sollten kontinuierlich angegangen werden, um ihre nachhaltige Nutzung sicherzustellen. Dazu gehört auch die Gewährleistung einer angemessenen Patientenbetreuung und Interaktion. Gute Kommunikation als Voraussetzung für eine vertrauensvolle Arzt-Patient-Beziehung bedeutet daher, sich Zeit für die sprechende Medizin (vgl. Kapitel 2.2) zu nehmen: Aktives Zuhören, Nachfragen, kein Unterbrechen, wertschätzende Fragen, Zuwendung durch Augenkontakt statt Blick in die Befunde, Erfragen persönlicher Lebensumstände und Bedürfnisse, Anpassung von Wortschatz, Tempo und Lautstärke, Beobachtung emotionaler, nonverbaler Reaktionen, Empathie und Authentizität sind sowohl im konventionellen Gespräch als auch virtuellen Raum Erfolgsfaktoren für die Adhärenz und Zufriedenheit der Patient*innen (Verband der niedergelassenen Ärztinnen und Ärzte Deutschlands e.V., 2024).

Digitale Gesundheitskompetenz (DGK) wird für die kritische Bewertung und effektive Nutzung digitaler Gesundheitsinformationen immer bedeutender. Obwohl die SARS-CoV-2-Pandemie zu einer vorübergehenden Verbesserung der DGK geführt hat, bleibt die langfristige Entwicklung unsicher. Daher sind weiterhin Maßnahmen zur Förderung der DGK erforderlich – auch ohne eine aktuelle Public-Health-Notlage. Die Praxis sollte daher auf die Förderung dieser Fähigkeiten bei Patient*innen und medizinischem Fachpersonal achten (Dratva et al., 2024).

6.2   Kritische Reflexion

Die vorliegende Arbeit wurde in drei Theoriekapitel untergliedert. Kapitel 2 behandelt zunächst die Unterscheidung zwischen verbaler und nonverbaler Kommunikation. Verschiedene Kommunikationsmodelle wie das Vier-Seiten-Modell von Schulz von Thun und Theorien wurden vorgestellt, um die Komplexität von Kommunikation zu erklären.

Im Verlauf wurde die PAT auf die Beziehung zwischen Ärzt*innen und Patient*innen angewendet und auf die Vermeidung von Informationsasymmetrien eingegangen.

Das dritte Kapitel reflektiert kritisch die aktuellen Herausforderungen der Telemedizin, die sich trotz ihres bemerkenswerten Aufschwungs in den letzten Jahren zeigen. Die Realisierbarkeit dieser Anforderungen in Deutschland hängt von verschiedenen Faktoren ab, die vorgestellt wurden, wenn auch nicht erschöpfend. Insgesamt ist die Wahrscheinlichkeit, dass Deutschland die Anforderungen der Telemedizin erfüllt, hoch, da es über eine gut entwickelte Gesundheitsinfrastruktur und strenge Datenschutzbestimmungen verfügt. Dennoch sind weitere

Anstrengungen erforderlich, um die Nutzung und Integration von Telemedizin zu fördern und Bedenken von Ärzt*innen und Patient*innen zu adressieren.

Kapitel 4 beantwortet abschließend die Frage, ob sich durch den vermehrten Einsatz telemedizinischer Leistungen und Verlagerung von Interaktionen in den virtuellen Raum die Bedeutung beider Formen verändert hat. Konklusion: Die zunehmende Verwendung telemedizinischer Leistungen hat die Dynamik und Bedeutung sowohl verbaler als auch nonverbaler Kommunikation in der Gesundheitsversorgung verändert. Während verbale Kommunikation nach wie vor entscheidend für die Übermittlung von medizinischen Informationen und Behandlungsplänen ist, steht sie vor neuen Herausforderungen in der virtuellen Umgebung, was Klarheit und Präzision erfordert. Nonverbale Signale, obwohl reduziert, können dennoch zur Vertiefung des Verständnisses und zur Schaffung einer unterstützenden Atmosphäre beitragen, insbesondere durch bewussten Einsatz von Tonfall und Mimik. In diesem neuen Umfeld müssen sowohl die Anbieter als auch die Patient*innen ihre Kommunikationsfähigkeiten anpassen, um Missverständnisse und Asymmetrien zu vermeiden.

Insgesamt zeigt die vorliegende Arbeit auf, dass die Prinzipal-Agent-Beziehungen in der Gesundheitsversorgung durch den Einsatz telemedizinischer Leistungen spezifische bzw. neue Anforderungen an die Kommunikation stellen. Die erfolgreiche Bewältigung dieser Anforderungen erfordert eine ganzheitliche Betrachtung verbaler und nonverbaler Kommunikationsformen sowie eine kontinuierliche Anpassung an die technologischen Entwicklungen und gesundheitspolitische Rahmenbedingungen.

Die kritische Auseinandersetzung mit der Literatur, umfangreiche Belegarbeit und das Anführen von Beispielen ermöglichen zum einen, dass diese Arbeit den Gütekriterien wissenschaftlichen Arbeitens – Objektivität, Reliabilität und Validität – standhält, und zum anderen, dass die in der Einleitung formulierten Fragestellungen solide beantwortet und somit die Zielerreichung erfüllt werden konnte.

6.3   Fazit und Ausblick

Die Digitalisierungsstrategie für das Gesundheitswesen und die Pflege sieht vor, dass in Zukunft geschultes Fachpersonal assistierte Telemedizin durchführen kann wie z.B. in s.g. Teleboxen in Apotheken. In ca. 60 % häuslicher unterversorgter Regionen soll bis 2026 eine Anlaufstelle für assistierte Telemedizin implementiert sein. Im Plan ist zudem die Abschaffung der 30 %-Grenze an telemedizinischen Behandlungen (BMG, 2023).

Die Förderung der DGK ist entscheidend für die maximale Nutzung des Potenzials der digitalen Transformation im Gesundheitswesen und bei Gesundheitsinformationen. Maßnahmen zur Förderung der DGK und zur Bereitstellung digitaler Informations- und Interaktionsangebote sollten wissenschaftlich fundiert und begleitet sein. Es ist wichtig, digitale Chancengleichheit sicherzustellen, um keine neuen sozialen Gradienten oder Risikofaktoren zu schaffen (Dratva et al., 2024; Thomas et al., 2024, S. 220).

Dazu gilt es, die Bedürfnisse aller Beteiligten genau zu erkennen und zu verstehen sowie sämtliche Akteure vom Mehrwert der Digitalisierung zu überzeugen. Klare, verständliche Kommunikation zwischen Ärzt*innen und Patient*innen ist dabei charakteristisch für die Arzt-Patient-Beziehung sowie Therapieentscheidungen und Lebensqualität.

Diese Arbeit zeigt auf, dass Chancen und Nutzen der Telemedizin hinsichtlich aktueller Herausforderungen im Gesundheitswesen wie eine alternde Bevölkerung, medizinischer Fachkräftemangel, strukturelle Hemmnisse, fehlende nationale Datenlage, mangelnde Gesundheitsgerechtigkeit, digitaler Rückstau, mangelnder interdisziplinärer Austausch, neue Infektionskrankheiten und Klimawandel jetzt vorangetrieben werden müssen. Es bleibt offen, wie effektiv die Potenziale der neuen Gesetze und Verordnungen zukünftig genutzt werden, um die Digitalisierung der Gesundheitsversorgung national wie international weiter voranzutreiben. Festgehalten werden kann, dass Gesundheitslösungen rund um Telemedizin dazu Beitrag leisten kann, die Versorgungsqualität in Deutschland mit Blick auf den Fachkräftemangel, potenziellen Versorgungslücken und veränderten Anforderungen zu sichern (Fraunhofer-Institut für Experimentelles Software Engineering [IESE], 2023, S. 4-5, S. 20-21).

Literaturverzeichnis

American Telemedicine Association (2022). Telehealth: Defining 21st century care. Zugriff am 29.03.2024. Verfügbar unter https://www.americantelemed.org/resource/why-telemedine/

an de Meulen, P., Christiaans, T., Wilke, C. B. & Wohlmann, M. (Hrsg.). (2024). Volkswirtschaftslehre. Wiesbaden: Springer. doi:10.1007/978-3-658-43404-5

Backhausen, W. & Thommen, J.-P. (2017). Coaching. Wiesbaden: Springer Fachmedien. doi:10.1007/978-3-8349-3843-5

Bertakis, K. D. & Azari, R. (2011). Patient-centered care is associated with decreased health care utilization. Journal of the American Board of Family Medicine, 24(3), 229–239. American Board of Family Medicine. doi:10.3122/jabfm.2011.03.100170

Brodoehl, S., Wagner, F., Klingner, C., Srowig, A. & Finke, K. (2022). Telemedicine Care of Dementia Patients during the COVID-19 Pandemic. Fortschritte der Neurologie Psychiatrie, 91(11), 444–454. doi:10.1055/a-2073-3947

Bundesgesundheitsministerium (2024). Telemedizin. Zugriff am 27.3.2024. Verfügbar unter https://www.bundesgesundheitsministerium.de/service/begriffe-von-a-z/t/telemedizin.html

Domhardt, M., Steubl, L. & Baumeister, H. (2020). Internet- And Mobile-Based Interventions for Mental and Somatic Conditions in Children and Adolescents A Systematic Review of Meta-analyses. Zeitschrift fur Kinder- und Jugendpsychiatrie und Psychotherapie, 48(1), 33–46. doi:10.1024/1422-4917/a000625

Döring, N. & Bortz, J. (2016). Forschungsmethoden und Evaluation in den Sozial- und Humanwissenschaften. Berlin: Springer. doi:10.1007/978-3-642-41089-5

Dratva, J., Schaeffer, D. & Zeeb, H. (2024). Digital health literacy in Germany: current status, concepts, and challenges. Bundesgesundheitsblatt. doi:10.1007/s00103-024-03841-5

Ekman, P. (1973). Darwin and facial expression: A century of research in review. Academic Press.

Ekman, P. & Friesen, W. V. (1975). Unmasking the face. Englewood Cliffs, NJ: Prentice-Hall.

Eichstädt, T. & Spieker, S. (2021). 52 Stunden Informatik. 52 Stunden Informatik. Wiesbaden: Springer Fachmedien. doi:10.1007/978-3-658-33429-1

Evans Webb, M., Murray, E., Younger, Z. W., Goodfellow, H. & Ross, J. (2021). The Supportive Care Needs of Cancer Patients: a Systematic Review. Journal of Cancer Education,

36(5), 899–908. doi:10.1007/s13187-020-01941-9

Follmann, A., Wienhold, J., Arnolds, A., Derwall, M., Rossaint, R. & Czaplik, M. (2024). Telemedizinische Narkoseaufklärung – Sind Patienten bereit dafür? Die Anaesthesiologie, 1–9. doi:10.1007/s00101-024-01387-4

Formica-Schiller, N. (2021). Künstliche Intelligenz und Blockchain im Gesundheitswesen. Wie COVID-19 und zukunftsweisende Technologien den Status quo revolutionieren. München: Urban & Fischer.

Fraunhofer-Institut für Experimentelles Software Engineering (2023). Digitale Gesundheitsversorgung 2033: Trends, Szenarien und Thesen. Zugriff am 29.03.2024. Verfügbar unter https://publica-rest.fraunhofer.de/server/api/core/bitstreams/a621ba91-9a73-4b7d-b9d8-496b07a1a057/content

Gabler Wirtschaftslexikon (2024). Prinzipal-Agent-Theorie. Zugriff am 29.03.2024. Verfügbar unter https://wirtschaftslexikon.gabler.de/definition/prinzipal-agent-theorie-42910/version-266250

Grebe, I. (2023). Shared Decision Making. CME, 20, 48–49. doi:10.1007/S11298-023-3261-1

Grossman, S. J. & Hart, O. D. (1983). An Analysis of the Principal-Agent Problem. Econometrica, 51(1):7–45, doi:10.2307/1912246

Hall, J. A., Roter, D. L. & Katz, N. R. (1988). Meta-analysis of correlates of provider behavior in medical encounters. Medical Care, 26(7), 657–675. Med Care. doi:10.1097/00005650-198807000-00002

Jensen, M. & Meckling, W. (1976). Theory of the firm: managerial behavior, agency costs, and ownership structure. Journal of financial economics, 305–360. doi:10.1017/CBO9780511817410.023

Jorzig, A. (2020). Liability risks in telemedicine and video consultations. Der Gynäkologe, 53(9), 629–632. doi:10.1007/s00129-020-04638-8

Juhra, C. (2023). Telemedicine. Die Orthopädie, 52(7), 560–566. doi:10.1007/s00132-023-04396-0

Krayter, S., Lea Stark, A. & Dockweiler, C. (2023). Benötigte Kompetenzen und Anforderungen an Rehabilitand*innen und Therapeut*innen in der Tele-Reha-Nachsorge – Ergebnisse leitfadengestützter Fokusgruppeninterviews. Das Gesundheitswesen, 85(8). DGSMP. Thieme. doi:10.1055/s-0043-1770416

Messal, H., Müller, T., Padmanabhan, P., Richter, L., Silberzahn, T. & Uncovska, M. (2021). Entwicklung der Rahmenbedingungen für eHealth. eHealth Monitor 202 Deutschlands

Weg in die digitale Gesundheitsversorgung - Status quo und Perspektiven, S. 3–9.

Müller, T., Padmanabhan, P., Richter, L. & Silberzahn, T. (2022). eHealth Monitor 2022 Deutschlands Weg in die digitale Gesundheitsversorgung - Status quo und Perspektiven. Zugriff am 29.03.2024. Verfügbar unter https://www.mckinsey.com/de/~/media/mckinsey/locations/europe and middle east/deutschland/news/presse/2022/2022-11-22 e-health monitor 2022/mckinsey ehealth monitor 2022_vf.pdf

Myers, D. G. (2014). Psychologie (3. Aufl.). Berlin: Springer. doi:10.1007/978-3-642-40782-6

Roter, D. L., Frankel, R. M., Hall, J. A. & Sluyter, D. (2006). The expression of emotion through nonverbal behavior in medical visits: Mechanisms and outcomes. Journal of General Internal Medicine, 21(Suppl. 1), 28–34. doi:10.1111/j.1525-1497.2006.00306.x

Schendzielorz, J., Harre, K., Tarara, M., Oess, S. & Holmberg, C. (2023). Digital technologies in general practice: Current status and future requirements. Zeitschrift fur Allgemeinmedizin, 100(1), 21–29. doi:10.1007/s44266-023-00145-w

Schneider, U. (2018). Theorie und Empirie der Arzt-Patient-Beziehung. Zur Anwendung der Principal-Agent-Theorie auf die Gesundheitsnachfrage. Frankfurt a. M.: Peter Lang. doi:10.3726/b14108

Schulz von Thun, F., Ruppel, J. & Stratmann, R. (2003). Miteinander reden: Kommunikationspsychologie für Führungskräfte. Miteinander reden: Praxis. Herausgegeben von Friedemann Schulz von Thun. Berlin: rororo.

Sollberger, D. (2023). Beziehungsgestaltung in psychiatrisch-psychotherapeutischen Behandlungen. Köln: Psychiatrie Verlag. doi:10.5771/9783966052214

Stentzel, U., Grabe, H. J., Schmidt, S., Tomczyk, S., van den Berg, N. & Beyer, A. (2023). Mental health-related telemedicine interventions for pregnant women and new mothers: a systematic literature review. BMC Psychiatry, 23(1), 1–21. doi:10.1186/s12888-023-04790-0

Street, R. L., Makoul, G., Arora, N. K. & Epstein, R. M. (2009). How does communication heal? Pathways linking clinician-patient communication to health outcomes. Patient Educ Couns., 74(3), 295–301. doi:10.1016/j.pec.2008.11.015

Thomas, M., Mielke, K., Lindig, A., Frerichs, W. & Scholl, I. (2024). Patient-centered communication in informed consent discussions—challenges and possible solutions. Die Onkologie, 30(3), 214–221. doi:10.1007/s00761-023-01467-x

Tronick, E., Als, H., Adamson, L., Wise, S. & Brazelton, T. B. (1978). The Infant's Response to Entrapment between Contradictory Messages in Face-to-Face Interaction. Journal of the American Academy of Child Psychiatry, 17(1), 1–13. doi:10.1016/S0002-7138(09)62273-1

Trunk, T. (Hrsg.). (2016). Man kann nicht nicht kommunizieren (2. Aufl.). Bern: Verlag Hans Huber.

Tuckson, R. V, Edmunds, M. & Hodgkins, M. L. (2017). Special Report Telehealth. The New England Journal of Medicine, 377(16), 1585–1592.

UMass Boston (2009). Still Face Experiment: Dr. Edward Tronick. Youtube. Zugriff am 23.03.2024. Verfügbar unter https://www.dailymotion.com/video/x3x3vyn

Union Krankenversicherung AG (2018). Zugriff am 25.02.2024. Verfügbar unter https://www.ukv.de/content/krankenversicherung/private-krankenversicherung/arzt-online-telemedizin/

Verband der niedergelassenen Ärztinnen und Ärzte Deutschlands e.V. (2024). Patientenkommunikation. Zugriff am 16.03.2024. Verfügbar unter https://www.virchowbund.de/praxis-knowhow/praxis-gruenden-und-ausbauen/patientenkommunikation

Watzlawick, P. (2016). Man kann nicht nicht kommunizieren. In T. Trunk (Hrsg.), Man kann nicht nicht kommunizieren. Das Lesebuch (2. Aufl.). Bern: Verlag Hans Huber.

Weltgesundheitsorganisation (2019). WHO Guideline: Recommendations for health system interventions on digital strengthening. Zugriff am 29.03.2024. Verfügbar unter https://iris.who.int/bitstream/handle/10665/311941/9789241550505-eng.pdf?sequence=31

Wirtz, M. A. & Soellner, R. (2022). Gesundheitskompetenz: Konstruktverständnis und Anforderungen an valide Assessments aus Perspektive der psychologischen Diagnostik. Diagnostica. doi:10.1026/0012-1924/a000299

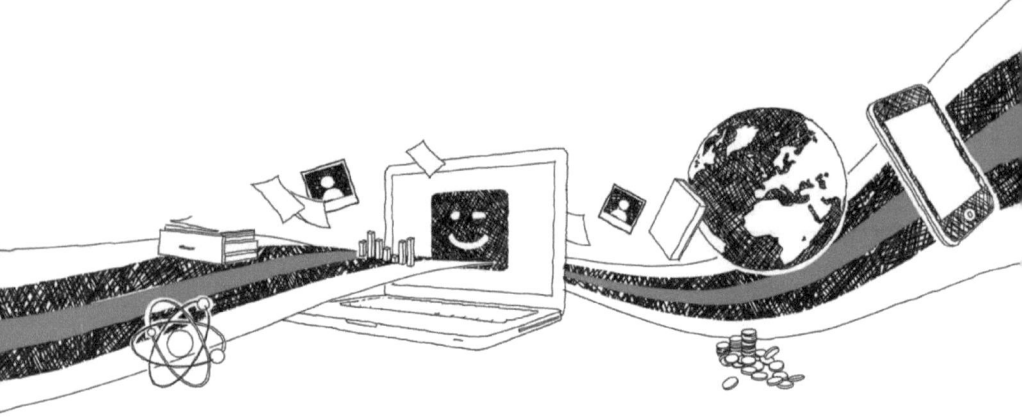
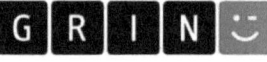